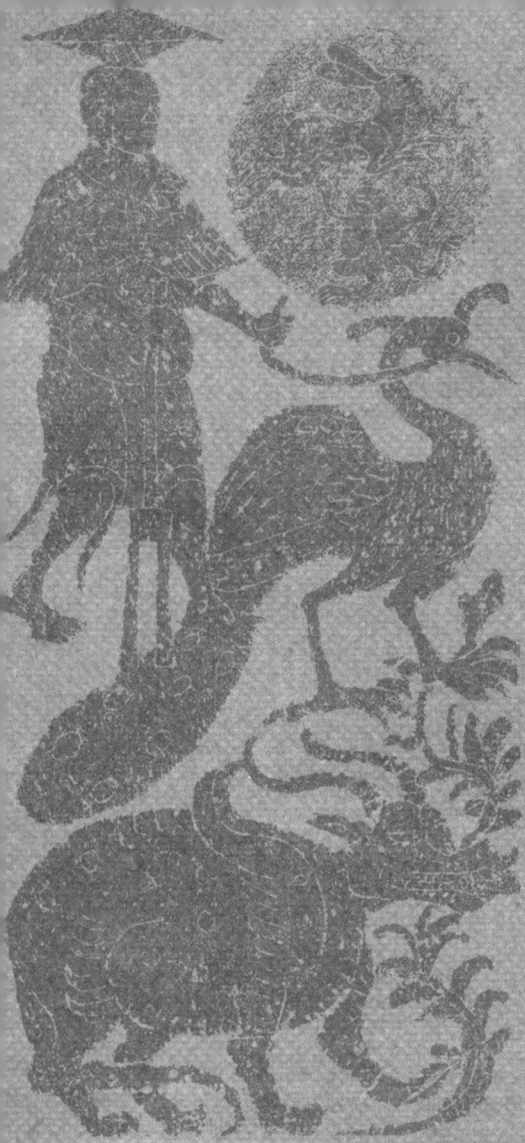

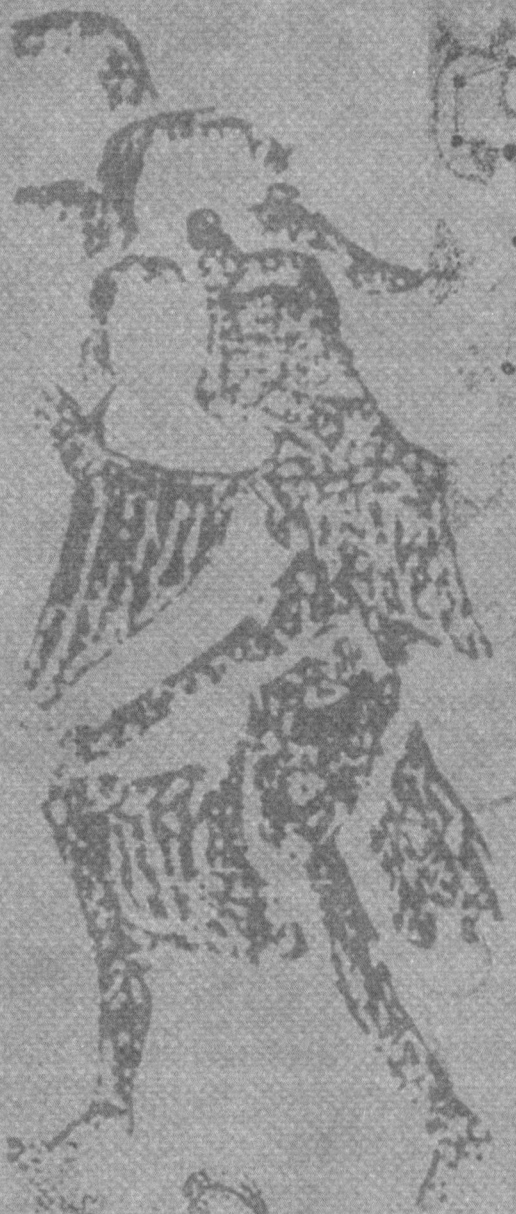

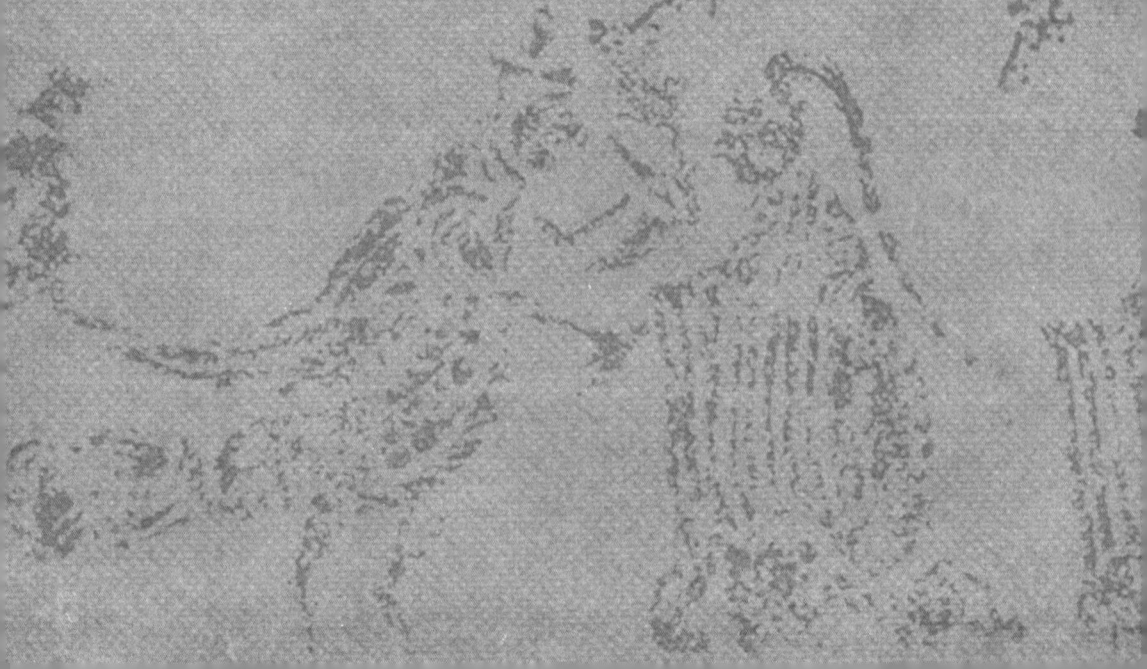

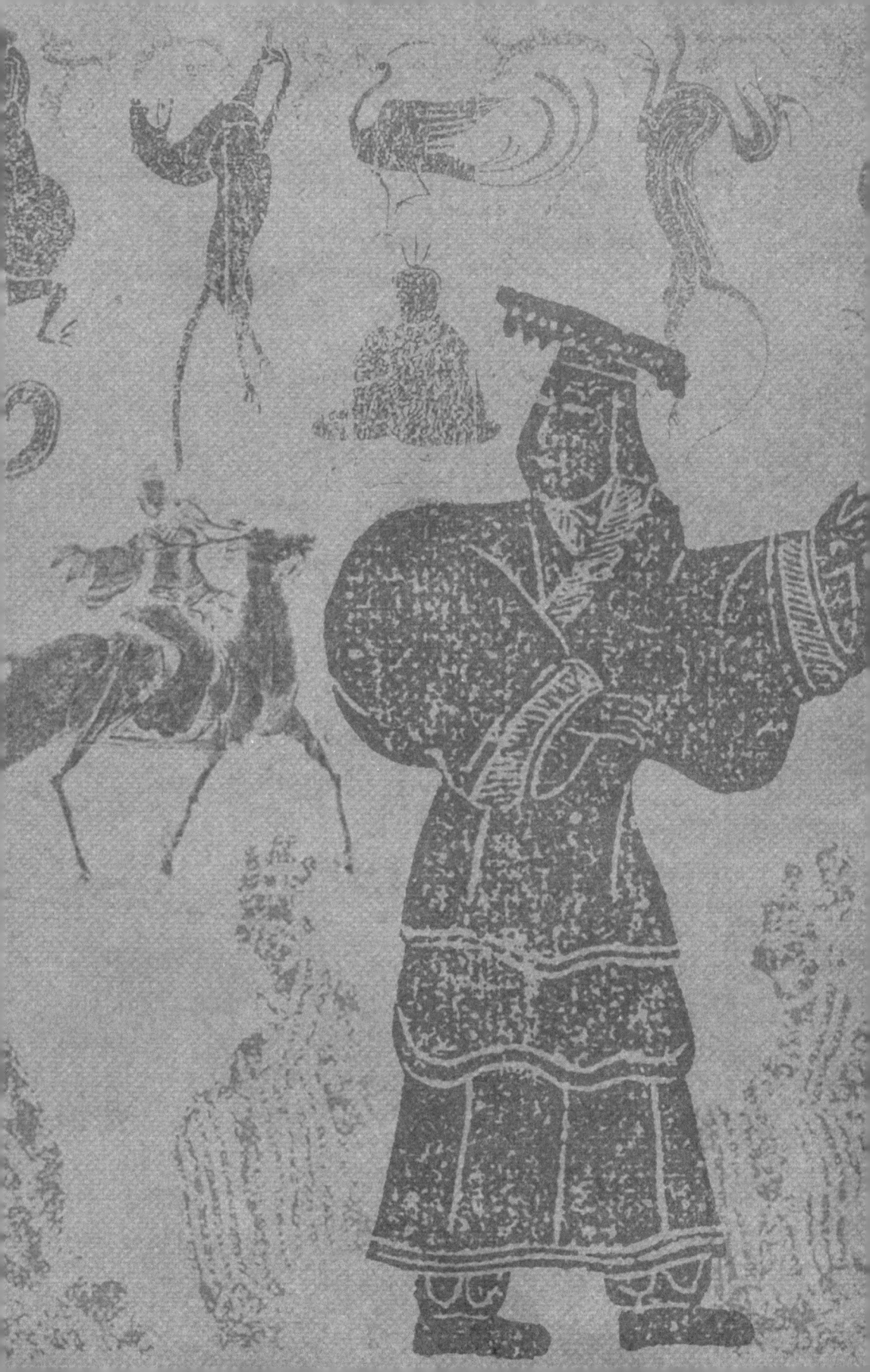

中国古医籍整理丛书

外科秘授著要

清·程让光 著

王 丽 校注

中国中医药出版社

·北 京·

图书在版编目（CIP）数据

外科秘授著要／（清）程让光著；王丽校注 . —北京：中国中
医药出版社，2016.11

（中国古医籍整理丛书）

ISBN 978 - 7 - 5132 - 3224 - 1

Ⅰ . ①外…　Ⅱ . ①程…　②王…　Ⅲ . ①中医外科学—中国—
清代　Ⅳ . ①R26

中国版本图书馆 CIP 数据核字（2016）第 055255 号

中 国 中 医 药 出 版 社 出 版
北京市朝阳区北三环东路 28 号易亨大厦 16 层
邮政编码　100013
传真　010 64405750
三河市鑫金马印装有限公司印刷
各地新华书店经销
＊
开本 710×1000　1/16　印张 5.5　字数 24 千字
2016 年 11 月第 1 版　2016 年 11 月第 1 次印刷
书　号　ISBN 978 - 7 - 5132 - 3224 - 1
＊
定价　18.00 元
网址　www.cptcm.com

社长热线　010 64405720
购书热线　010 64065415　010 64065413
微信服务号　zgzyycbs
书店网址　csln. net/qksd/
官方微博　http://e. weibo. com/cptcm
淘宝天猫网址　http://zgzyycbs. tmall. com

国家中医药管理局
中医药古籍保护与利用能力建设项目
组织工作委员会

项目专家组

顾　问　马继兴　张灿玾　李经纬

组　长　余瀛鳌

成　员　李致忠　钱超尘　段逸山　严世芸　鲁兆麟
　　　　郑金生　林端宜　欧阳兵　高文柱　柳长华
　　　　王振国　王旭东　崔　蒙　严季澜　黄龙祥
　　　　陈勇毅　张志清

项目办公室（组织工作委员会办公室）

主　任　王振国　王思成

副主任　王振宇　刘群峰　陈榕虎　杨振宁　朱毓梅
　　　　刘更生　华中健

成　员　陈丽娜　邱　岳　王　庆　王　鹏　王春燕
　　　　郭瑞华　宋咏梅　周　扬　范　磊　张永泰
　　　　罗海鹰　王　爽　王　捷　贺晓路　熊智波

秘　书　张丰聪

前 言

　　中医药古籍是传承中华优秀文化的重要载体，也是中医学传承数千年的知识宝库，凝聚着中华民族特有的精神价值、思维方法、生命理论和医疗经验，不仅对于传承中医学术具有重要的历史价值，更是现代中医药科技创新和学术进步的源头和根基。保护和利用好中医药古籍，是弘扬中国优秀传统文化、传承中医学术的必由之路，事关中医药事业发展全局。

　　1949年以来，在政府的大力支持和推动下，开展了系统的中医药古籍整理研究。1958年，国务院科学规划委员会古籍整理出版规划小组在北京成立，负责指导全国的古籍整理出版工作。1982年，国务院古籍整理出版规划小组召开全国古籍整理出版规划会议，制定了《古籍整理出版规划（1982—1990）》，卫生部先后下达了两批200余种中医古籍整理任务，掀起了中医古籍整理研究的新高潮，对中医文化与学术的弘扬、传承和发展，发挥了极其重要的作用，产生了不可估量的深远影响。

　　2007年《国务院办公厅关于进一步加强古籍保护工作的意见》明确提出进一步加强古籍整理、出版和研究利用，以及

"保护为主、抢救第一、合理利用、加强管理"的方针。2009年《国务院关于扶持和促进中医药事业发展的若干意见》指出，要"开展中医药古籍普查登记，建立综合信息数据库和珍贵古籍名录，加强整理、出版、研究和利用"。《中医药创新发展规划纲要（2006—2020)》强调继承与创新并重，推动中医药传承与创新发展。

2003~2010年，国家财政多次立项支持中国中医科学院开展针对性中医药古籍抢救保护工作，在中国中医科学院图书馆设立全国唯一的行业古籍保护中心，影印抢救濒危珍本、孤本中医古籍1640余种；整理发布《中国中医古籍总目》；遴选351种孤本收入《中医古籍孤本大全》影印出版；开展了海外中医古籍目录调研和孤本回归工作，收集了11个国家和2个地区137个图书馆的240余种书目，基本摸清流失海外的中医古籍现状，确定国内失传的中医药古籍共有220种，复制出版海外所藏中医药古籍133种。2010年，国家财政部、国家中医药管理局设立"中医药古籍保护与利用能力建设项目"，资助整理400余种中医药古籍，并着眼于加强中医药古籍保护和研究机构建设，培养中医古籍整理研究的后备人才，全面提高中医药古籍保护与利用能力。

在此，国家中医药管理局成立了中医药古籍保护和利用专家组和项目办公室，专家组负责项目指导、咨询、质量把关，项目办公室负责实施过程的统筹协调。专家组成员对古籍整理研究具有丰富的经验，有的专家从事古籍整理研究长达70余年，深知中医药古籍整理研究的重要性、艰巨性与复杂性，履行职责认真务实。专家组从书目确定、版本选择、点校、注释等各方面，为项目实施提供了强有力的专业指导。老一辈专家的学术水平和智慧，是项目成功的重要保证。项目承担单位山东中医药大学、南京中医药大学、上海中医药大学、福建中医药大学、浙江省中医药研究院、陕西省中医药研究院、河南省中医药研究院、辽宁中医药大学、成都中医药大学及所在省市中医药管理部门精心组织，充分发挥区域间互补协作的优势，并得到承担项目出版工作的中国中医药出版社大力配合，全面推进中医药古籍保护与利用网络体系的构建和人才队伍建设，使一批有志于中医学术传承与古籍整理工作的人才凝聚在一起，研究队伍日益壮大，研究水平不断提高。

本着"抢救、保护、发掘、利用"的理念，该项目重点选择近60年未曾出版的重要古医籍，综合考虑所选古籍的保护价值、学术价值和实用价值。400余种中医药古籍涵盖了医经、基础理论、诊法、伤寒金匮、温病、本草、方书、内科、外科、女科、儿科、伤科、眼科、咽喉口齿、针灸推拿、养生、医案医话医论、医史、临证综合等门类，跨越唐、宋、金元、明以迄清末。全部古籍均按照项目办公室组织完成的行业标准《中医古籍整理规范》及《中医药古籍整理细则》进行整理校注，绝大多数中医药古籍是第一次校注出版，一批孤本、稿本、抄本更是首次整理面世。对一些重要学术问题的研究成果，则集中收录于各书的"校注说明"或"校注后记"中。

"既出书又出人"是本项目追求的目标。近年来，中医药古籍整理工作形势严峻，老一辈逐渐退出，新一代普遍存在整理研究古籍的经验不足、专业思想不坚定等问题，使中医古籍整理面临人才流失严重、青黄不接的局面。通过本项目实施，搭建平台，完善机制，培养队伍，提升能力，经过近5年的建设，锻炼了一批优秀人才，老中青三代齐聚一堂，有效地稳定了研究队伍，为中医药古籍整理工作的开展和中医文化与学术的传承提供必备的知识和人才储备。

本项目的实施与《中国古医籍整理丛书》的出版，对于加强中医药古籍文献研究队伍建设、建立古籍研究平台，提高古籍整理水平均具有积极的推动作用，对弘扬我国优秀传统文化，推进中医药继承创新，进一步发挥中医药服务民众的养生保健与防病治病作用将产生深远影响。

第九届、第十届全国人大常委会副委员长许嘉璐先生，国家卫生计生委副主任、国家中医药管理局局长、中华中医药学会会长王国强先生，我国著名医史文献专家、中国中医科学院马继兴先生在百忙之中为丛书作序，我们深表敬意和感谢。

由于参与校注整理工作的人员较多，水平不一，诸多方面尚未臻完善，希望专家、读者不吝赐教。

国家中医药管理局中医药古籍保护与利用能力建设项目办公室
二〇一四年十二月

许 序

"中医"之名立，迄今不逾百年，所以冠以"中"字者，以别于"洋"与"西"也。慎思之，明辨之，斯名之出，无奈耳，或亦时人不甘泯没而特标其犹在之举也。

前此，祖传医术（今世方称为"学"）绵延数千载，救民无数；华夏屡遭时疫，皆仰之以度困厄。中华民族之未如印第安遭染殖民者所携疾病而族灭者，中医之功也。

医兴则国兴，国强则医强。百年运衰，岂但国土肢解，五千年文明亦不得全，非遭泯灭，即蒙冤扭曲。西方医学以其捷便速效，始则为传教之利器，继则以"科学"之冕畅行于中华。中医虽为内外所夹击，斥之为蒙昧，为伪医，然四亿同胞衣食不保，得获西医之益者甚寡，中医犹为人民之所赖。虽然，中国医学日益陵替，乃不可免，势使之然也。呜呼！覆巢之下安有完卵？

嗣后，国家新生，中医旋即得以重振，与西医并举，探寻结合之路。今也，中华诸多文化，自民俗、礼仪、工艺、戏曲、历史、文学，以至伦理、信仰，皆渐复起，中国医学之兴乃属必然。

迄今中医犹为国家医疗系统之辅，城市尤甚。何哉？盖一则西医赖声、光、电技术而于20世纪发展极速，中医则难见其进。二则国人惊羡西医之"立竿见影"，遂以为其事事胜于中医。然西医已自觉将入绝境：其若干医法正负效应相若，甚或负远逾于正；研究医理者，渐知人乃一整体，心、身非如中世纪所认定为二对立物，且人体亦非宇宙之中心，仅为其一小单位，与宇宙万象万物息息相关。认识至此，其已向中国医学之理念"靠拢"矣，虽彼未必知中国医学何如也。唯其不知中国医理何如，纯由其实践而有所悟，益以证中国之认识人体不为伪，亦不为玄虚。然国人知此趋向者，几人？

国医欲再现宋明清高峰，成国中主流医学，则一须继承，一须创新。继承则必深研原典，激清汰浊，复吸纳西医及我藏、蒙、维、回、苗、彝诸民族医术之精华；创新之道，在于今之科技，既用其器，亦参照其道，反思己之医理，审问之，笃行之，深化之，普及之，于普及中认知人体及环境古今之异，以建成当代国医理论。欲达于斯境，或需百年欤？予恐西医既已醒悟，若加力吸收中医精粹，促中医西医深度结合，形成21世纪之新医学，届时"制高点"将在何方？国人于此转折之机，能不忧虑而奋力乎？

予所谓深研之原典，非指一二习见之书、千古权威之作；就医界整体言之，所传所承自应为医籍之全部。盖后世名医所著，乃其秉诸前人所述，总结终生行医用药经验所得，自当已成今世、后世之要籍。

盛世修典，信然。盖典籍得修，方可言传言承。虽前此50余载已启医籍整理、出版之役，惜旋即中辍。阅20载再兴整理、出版之潮，世所罕见之要籍千余部陆续问世，洋洋大观。

今复有"中医药古籍保护与利用能力建设"之工程，集九省市专家，历经五载，董理出版自唐迄清医籍，都400余种，凡中医之基础医理、伤寒、温病及各科诊治、医案医话、推拿本草，俱涵盖之。

噫！璐既知此，能不胜其悦乎？汇集刻印医籍，自古有之，然孰与今世之盛且精也！自今而后，中国医家及患者，得览斯典，当于前人益敬而畏之矣。中华民族之屡经灾难而益蕃，乃至未来之永续，端赖之也，自今以往岂可不后出转精乎？典籍既蜂出矣，余则有望于来者。

谨序。

第九届、十届全国人大常委会副委员长

许嘉璐

二〇一四年冬

王 序

中医学是中华民族在长期生产生活实践中，在与疾病作斗争中逐步形成并不断丰富发展的医学科学，是中国古代科学的瑰宝，为中华民族的繁衍昌盛作出了巨大贡献，对世界文明进步产生了积极影响。时至今日，中医学作为我国医学的特色和重要医药卫生资源，与西医学相互补充、相互促进、协调发展，共同担负着维护和促进人民健康的任务，已成为我国医药卫生事业的重要特征和显著优势。

中医药古籍在存世的中华古籍中占有相当重要的比重，不仅是中医学术传承数千年最为重要的知识载体，也是中医为中华民族繁衍昌盛发挥重要作用的历史见证。中医药典籍不仅承载着中医的学术经验，而且蕴含着中华民族优秀的思想文化，凝聚着中华民族的聪明智慧，是祖先留给我们的宝贵物质财富和精神财富。加强对中医药古籍的保护与利用，既是中医学发展的需要，也是传承中华文化的迫切要求，更是历史赋予我们的责任。

2010 年，国家中医药管理局启动了中医药古籍保护与利用能力建设项目。这既是传承中医药的重要工程，也是弘扬优秀民族文化的重要举措，不仅能够全面推进中医药的有效继承和创新发展，为维护人民健康做出贡献，也能够彰显中华民族的璀璨文化，为实现中华民族伟大复兴的中国梦作出贡献。

相信这项工作一定能造福当今，嘉惠后世，福泽绵长。

国家卫生和计划生育委员会副主任

国家中医药管理局局长

中华中医药学会会长

王国强

二〇一四年十二月

马 序

　　新中国成立以来，党和国家高度重视中医药事业发展，重视古籍的保护、整理和研究工作。自 1958 年始，国务院先后成立了三届古籍整理出版规划小组，分别由齐燕铭、李一氓、匡亚明担任组长，主持制订了《整理和出版古籍十年规划（1962—1972）》《古籍整理出版规划（1982—1990)》《中国古籍整理出版十年规划和"八五"计划（1991—2000)》等，而第三次规划中医药古籍整理即纳入其中。1982 年 9 月，卫生部下发《1982—1990 年中医古籍整理出版规划》，1983 年 1 月，中医古籍整理出版办公室正式成立，保证了中医古籍整理出版规划的实施。2002 年 2 月，《国家古籍整理出版"十五"（2001—2005）重点规划》经新闻出版署和全国古籍整理出版规划领导小组批准，颁布实施。其后，又陆续制定了国家古籍整理出版"十一五"和"十二五"重点规划。国家财政多次立项支持中国中医科学院开展针对性中医药古籍抢救保护工作，文化部在中国中医科学院图书馆专门设立全国唯一的行业古籍保护中心，国家先后投入中医药古籍保护专项经费超过 3000 万元，影印抢救濒危珍、善、孤本中医古籍 1640 余种，开展了海外中医古籍目录调研和孤本回归工作。2010 年，国家财政部、国家中医药管理局安排国家公共卫生专项资金，设立了"中医药古籍保护与利用能力建设项目"，这是继 1982～1986 年第一批、第二批重要中医药古籍整理之后的又一次大规模古籍整理工程，重点整理新中国成立后未曾出版的重要古籍，目标是形成并普及规范的通行本、传世本。

为保证项目的顺利实施，项目组特别成立了专家组，承担咨询和技术指导，以及古籍出版之前的审定工作。专家组中的许多成员虽逾古稀之年，但老骥伏枥，孜孜不倦，不仅对项目进行宏观指导和质量把关，更重要的是通过古籍整理，以老带新，言传身教，培养一批中医药古籍整理研究的后备人才，促进了中医药古籍保护和研究机构建设，全面提升了我国中医药古籍保护与利用能力。

作为项目组顾问之一，我深感中医药古籍保护、抢救与整理工作的重要性和紧迫性，也深知传承中医药古籍整理经验任重而道远。令人欣慰的是，在项目实施过程中，我看到了老中青三代的紧密衔接，看到了大家的坚持和努力，看到了年轻一代的成长。相信中医药古籍整理工作的将来会越来越好，中医药学的发展会越来越好。

欣喜之余，以是为序。

中国中医科学院研究员

马继兴

二〇一四年十二月

校注说明

　　《外科秘授著要》作者程让光，清代新安（今安徽徽州地区）人，生卒年不详，约生活于雍正、乾隆年间，未见其他著作。程氏喜结交名医，博收秘本，选取良方并经亲验，编成《外科秘授著要》。该书成书时间不详，原书叶祖一乾隆二十六年序言中言"集成而问序于予"，据此其成书时间当不晚于1761年。

　　该书现仅存上海图书馆藏清代梅少庚抄本。此次整理以清代梅少庚抄本为底本，他校书有明代缪希雍《先醒斋医学广笔记》、明代焦竑《焦氏笔乘》、明代李梴《医学入门》、清代冯兆张《冯氏锦囊秘录》等。

　　校注整理原则和方法说明如下：

　　1. 采用现代标点方法，对原书进行标点。

　　2. 凡原书中的繁体字，均改为简化字。

　　3. 凡底本中因抄写致误者，如"已"误为"己"，予以径改，不出校。

　　4. 异体字、古字予以径改，不出校记。通假字，一律保留，并出校记说明。

　　5. 原书中漫漶不清、难以辨认的文字，以虚阙号"□"按所脱字数补入，或根据残余字形判断，并出校记说明。

　　6. 原书无目录，现根据其正文内容提取目录。

　　7. 对个别冷僻字词加以注音和解释。

　　8. 原书中药名用俗字者予以径改，如"白芨"改为"白及"、"白藓皮"改为"白鲜皮"、"石羔"改为"石膏"、"金

艮花"改为"金银花"、"连乔"改为"连翘"、"木别"改为
"木鳖"。部分药物名为异名者，于首见处出注。

9. 原书篇首书名下有"梅少庚录"，今删。

10. 表示文字方位的"右""左"，径改为"上""下"，不再出校。

序

常谓医学深彻，名贤难尽。非究以虑，不能穷其理；非博访广搜，不能尽其变。每见急症发于仓猝，良方藏于名山，天下苍生，得从而济耶？让光程年兄者，新安人也，虽抱管鲍①、胶鬲②之术，而实有明道③、伊川④之风。经史而外，时泛滥于九流；贸易之余，每深心于普济。是以轩岐之道，长沙、玄晏之言，刘、朱、李、薛之奥，穷究其精微。而又广交海内高明，相与论古证今。博搜秘本，广取良方，再经亲验，汇成一帙，以公诸于世。其济世之心切，故其方备；其忧世之心深，故其方核。其于医学之深彻，殆无遗憾矣乎？集成而问序于予，予非能文者，然此书之成可名欤？借重于文词矣！是以为序。

乾隆二十六年⑤岁次辛巳腊月之吉⑥
书于东邑青村场之团公堂寓所
华亭⑦叶祖一

---

① 管鲍：指管仲和鲍叔牙，春秋时期著名政治家。

② 胶鬲：原为纣王大夫，遭商纣之乱，隐遁经商，贩卖鱼盐。后被周文王发现，拟举为重臣，但留在商朝作内应，助周伐商。

③ 明道：北宋理学家程颢（1032—1085），字伯淳，号明道，世称明道先生。

④ 伊川：北宋理学家程颐（1033—1107），字正叔，洛阳伊川人，人称伊川先生。

⑤ 乾隆二十六年：公元1761年。

⑥ 吉：农历每月初一。

⑦ 华亭：今上海市松江县。

目 录

疡科定法

凡身不热、脉洪数者，痈也。乍寒乍热，必生疮毒。洒淅①恶寒，若有痛处，必发痈疽。疡科诸毒，是膏粱之变，多由胃畜积热，延久致气血凝滞而为痈疽。痈者，壅也；疽者，阻也。虽有轻重之分，而治法则同。盖血凝气滞以致血留凝滞郁热，热炽为火，火盛生痰，痰与血凝，结成痈毒。所以诸疮属火与痰，千古罕知，故以治法不必分阴阳，不必分虚实，不必察善恶，不必拘经络、略部分、看轻重，治专主消痰，兼宜下气。是以古人制活命饮，贝、粉、陈皮、皂荚等重在消痰，归、芍行血，乳、没下气，金银花温散，山甲通窍，白芷走肌肉，防风壅滞能通，生草泻火。如此十三味，意义深通，治毒神效。故陶节庵②先生云：愚用此方，其功甚捷。故称其真人活命饮。〔批〕此篇重痰。

治痈之法，初起但用活命饮，速为宣毒，轻者内消，重者成脓自溃。溃后将尽，用托里消毒散、排脓托里饮，使恶肉自去。待脓尽者，用十全大补，加龟板、血余。在下部则用六味地黄丸加龟板、牛膝，调和荣卫，生肌收口。此治毒之大法也。

---

① 洒淅：寒颤貌。

② 陶节庵：指陶华（1369—1463），明代医家，字尚文，号节庵、节庵道人，明余杭（今属浙江）人，著有《伤寒六书》《伤寒全生集》等书。

若内服煎剂，不必外敷，恐毒无从而泄，使及内攻。若服药未到，皮肉肿硬，不可用刀开，开则必晕。毒气虽泄，命即随之。筋上亦不可刀割，害人手足，慎之。〔批〕此法称为善治。

盖为无痰不成毒，且疮皆属火。凡痈疽肿毒，是痰火交作，所以大便必燥。奈薛立斋《外科枢要》，多用人参、白术以为败毒内托，何异抱薪救火。为此发明。〔批〕此论既立斋发明，何以不申明阴阳虚实邪？

痈疽方

真人活命饮

治一切痈疽，或痛或不痛，用于未溃之先及初溃之际，定痛回生，神效。

贝母　天花粉　乳香　甘草　陈皮　皂荚刺　没药加地丁亦可　归尾　穿山甲　防风　白芷　金银花　赤芍

用无灰时煎服。

托里消毒饮

治脓出时服之。托毒排脓，使毒溃尽，肌肉易生。切勿早用生肌散，反增腐烂。若败脓不去，倍加白芷即除。黄芪必须盐炒，取盐走骨托毒。

黄芪　天花粉　陈皮　知母　厚朴　金银花　贝母当归　白芷　麦门冬　防风　川芎

用河水煎服。

大补汤

此待脓尽服之，补养气血。

人参　肉桂_{以后不用}　甘草　川芎　黄芪_{蜜炙}　茯苓
熟地　白芍　白术　当归　加黑枣_{二枚}

脓去，多加龟板、血余、枸杞。下部疮用六味丸加龟
板、牛膝。

宝命丹

治一切诸毒，孕妇勿服。

牛黄_{三钱}　朱砂_{三钱}　夭黄^①_{五钱}　山豆根_{一两}　五倍子_{三两}　毛菇_{二两}　大戟_{三两}　元寸^②_{三钱}　千金子霜_{二两}　冰片_{三钱}

上为细末，糯米粥为丸，朱砂为衣，每丸重五分，服
一丸。

---

① 夭黄：存疑。
② 元寸：麝香。

疔疮

疔疮突起如疔，故名此。《经》曰：膏粱之变，足生大疔。盖胃经从头面起至足背，其大小肠从手至头，此毒虽发无定处，然或肩或腰，多生于四肢及口唇间，耳前目下，皆由肠胃积受热毒。若误食瘟牛、羊、猪、犬，或多食煎炒、辣椒，或常食香蕈等热物，故茹素者亦有患此，信乎。是膏粱之变，由饮食所伤。初发如粟米，或痛或痒，以致遍身麻木，头眩寒热，时常呕逆，四肢沉重，心惊眼花，痛痒异常，一二日之间，害人甚速。如患于手足、头面、骨节间最急，若在软肉上，犹可缓治。其形不一，其名甚多，五色皆有，极难识辨。有红丝疔，一条直上，用针断。若红丝入心，必难。是治矣，初起用夺命丹施治。

夭命丹

夭黄　蟾酥　白矾　寒水石　乳香_{各三钱}　没药　朱砂_{各一钱}　血竭二钱

上为末，打糊为丸如绿豆大，朱砂①为衣。每服四五丸，用热酒送下，汤水亦可。方内有蟾酥一味，恐戟喉舌，以甘菊打烂裹丸服之。此方即飞龙丹减去数品，陶节庵屡用甚效。

---

① 砂：原作"硃"，据医理改。

菊花汤

仲淳①立，屡试验。

甘菊连根　紫地丁　炙草　贝母　连翘　白及　大力子　花粉　生地　白芷　茜草　银花

先用夏枯草六两煎水，代汤服后，已溃加麦冬、五味、炒黄芪。

治疗丸

蟾酥三钱　冰片一钱　白佳蚕②一钱五分　明矾三钱　牛黄一钱　朱砂一钱

黄占③熔化成油，将前药末加寸香④七分，和丸如麻子大，每服七分。葱头白酒吞下取汗，汗后即以半枝莲为君，连翘、赤芍、甘草、白及、白蔹、金银花、地丁、甘菊煎服。

大抵治疗毒在急，急则气未走，走黄多不治。如发狂咬人，便能发疗。汗下时，其秽气触人亦能发疗，宜避之。看疮疡疗毒，须饮酒，以麻油涂鼻。〔批〕疗毒亦能传染。

---

① 仲淳：明代名医缪希雍（1546—1627）。缪氏字仲淳，号慕台，海虞（今江苏常熟）人，著有《先醒斋医学广笔记》《神农本草经疏》《本草单方》等书。

② 白佳蚕：白僵蚕。《冯氏锦囊秘录》卷四十七"杂症痘疹药性主治合参·虫鱼部"言："治疗丸，同朱砂、冰片、牛黄、明矾、白僵蚕。麝香、黄蜡溶化，作丸麻子大，用葱头白酒吞下，取汗不过二三小丸。"

③ 黄占：黄蜡。

④ 寸香：麝香。

顾圣荷①幼弟患髭疔，医者先用火针、围药，肿胀，目与鼻隐入肌肉，牙关紧急。马铭鞠用患者耳垢，刮手足指甲屑，和匀如豆大，放茶匙内，灯火上炙少顷，取作丸。将银簪挑破疔头，抹入。外用绵纸一层，浸湿覆之，痛立止，半日肿消大半，目可开，次日服真人活命饮二剂愈。此法兼可治红丝疔，长洲华承溪指节间患之，得此而痊。〔批〕简便妙法。

顾博士伯钦内人左耳患，时方孕，仲淳先以白药子末、鸡子调敷腹上护胎，次以夏枯草、甘菊、贝母、忍冬、地丁之属，一服痛止，疔立扳②，胎亦无恙。

---

① 顾圣荷：《先醒斋医学广笔记》卷三"疔毒神验方"为"顾圣符"。
② 扳：扭转。

广疮门

稽之广疮，古无此症，起于国朝①武庙②间，故自来无方法，无论治。是以嘉隆年间③，粗工妄治，其始法发于岭表流传，故名广疮。盖岭表岚瘴薰蒸，饮啖辛热，热邪积蓄，发此恶毒，遂至传染，自南而北，遍及海宇。皆由肝肾二经之湿热，致肠胃火郁之积毒。究其病因，或与患疮者交感，凭其邪秽而成；或患下疳，触其秽气；或有疮者登厕去后，毒气浮于厕中，偶犯熏入大肠。其疮之状如杨梅，故俗名杨梅疮。若肉翻于外，又名翻花疮。形如蜡色，名棉花疮。此三种受邪毒者深。若细小者名广豆，稍大者名砂仁，此二种感毒浅，皆形相似而名之耳。其症多属肝肾二经，如兼肺胃则发于口唇，兼膀胱则发于脑后，兼大肠则发于面部，兼小肠则发于鼻头，兼三焦则发于耳前，兼胆腑则发于耳后。因相火寄于肝经，肌肉属于胃腑，肝挟相火来侵脾胃，故由毒气起于胃而发，所以必用土茯苓为君，其气平和，其味甘淡，专治胃腑，能去肠胃热毒。余游都下，授业师傅玉梁④先生，先生精于医而位

---

① 国朝：本朝。据下文"嘉隆年间"当为明朝。
② 武庙：明正德皇帝朱厚照（1506～1521年在位），庙号武宗。
③ 嘉隆年间：指明代嘉靖（公元1522～1566年）、隆庆（公元1567～1572年）年间。
④ 玉梁：人名，生平待考。

保御①，博览中秘②书录，传内府方，专治广疮，名曰济生汤。初起轻者七八剂，重者一二十剂，消散其疮如扫。若溃烂久者，多服二三十剂，自能追毒结痂，取效如神。若痂落色红，则余毒未尽，再进三剂，自然全③愈，永无后患。此为弟④一奇方。但手此法，无不应手而愈。虽有虚象，不可用补剂，反助热毒，故曰：积在不可补。必待毒气尽除，瘢痕不红不凸，亦须愈久，隔一二月方用养气血，使元气复聚耳。〔批〕□□□罗甘石⑤一味。

济生汤

又名八神汤。

此毒聚诸经络，毒气悉成为痰，故用药止八味，内以六品从经络中搜痰，不用清火解毒寒凉之药，是仙诀也。学者须细察病情，用药斯有神异。

土茯苓择白者佳，忌铁器、戒茶茗，用二两为君，以祛热解毒

金银花用净花三钱，味甘，性温，温能散热，善解热痰

全蝎用热汤泡二三次，去头、足、尾，切碎，用一钱，能散，专搜诸毒浊痰

僵蚕略炒，切片，用一钱，味咸辛，散浊逆、结滞、热痰

蝉蜕洗去泥土，除翅、足，一钱，味咸甘，能祛热毒风痰

① 保御：此言其身居高位。"保"疑取自太保、少保、太子少保等职官名，"御"疑取自都察院右都御史等职官名，均为三品以上京官。

② 中秘：宫廷珍藏图书文物之处。

③ 全：病愈。后作"痊"。

④ 弟：次第；顺序。后作"第"。

⑤ 罗甘石：炉甘石。

肥皂核_{水浸去壳，取仁切片，九分，味气甘如生豆，性浊而}雄，搜浊积痰

皂荚核_{水浸，去壳取仁，味同前，稍轻，性浊而烈，疏①导热}毒、浊痰

甘草节_{生用，九分，泻火，和诸药，解百毒}

上用河水七碗，煎至三碗，分作三次，早晨、日中、临卧各温服一碗，轻者八剂愈。

荷叶饮

此方专治广疮，大人不知义，漫载《呼桓日记》②，余特此发明义理。盖肝震位，体性属木，胆在巽方，故取荷叶一品煎汤。每日煎茶温服以养胆汁，肝亦生旺，鲜荷叶清香更佳。冬用井水，夏用何③水，不可饮冷。

秩亭方

土茯苓_{四两}　金银花　五加皮　荆芥　皂角刺　当归_全地骨皮　防己　威灵仙　木通　防风　竹叶　海风藤　川芎　熟地　白鲜皮_{各八钱}

上用灯心三四十根，病在头上用灯草头，在下部用稍，共入煎，分作三次，每日早、中、夜服，轻者三剂，重者五剂。

---

① 疏：此后原衍"疏"，据文理删。

② 呼桓日记：原为"呼垣日记"，"桓"讹为"垣"，据《千顷堂书目》第十二卷改。《呼桓日记》为明代嘉兴人项鼎铉著，十二卷。

③ 何：通"河"。《敦煌变文集·长兴四年中兴殿应圣节讲经文》："功德何沙算不穷"。

李　方

当归　生地　金银花　白术　苡仁　麦冬　荆芥　独活各一钱　人参四分　木通六分　土茯苓二两　甘草四分　连翘八分　白鲜皮一钱　皂荚子四粒,打碎

上水三碗煎一碗,不拘时服。四帖后去白鲜皮、甘草、木通、连翘,再服六剂,效。

〔批〕此方试过,用在初发,共十剂而愈。

严　方

海风藤　当归　连翘　木通　炒苡仁各一两　羌活五分金银花一钱　五加皮　生地各七分　独活五分　川芎五分　炒槐米一钱　皂角三分　赤苓五分　白僵蚕　木瓜五分　牙皂三分,炒　山牛二两　甘节七分

煎服。

金银花汤

金银花一两　木鳖子四分　大黄五分

水二钟,煎八分,服二剂愈。

结　毒

凡广疮治之不当,或余毒未尽,重者结成毒块,或隔数日,或隔数年,感触复发。其状坚硬,肉色平淡,或痛或痒,多结于骨节、头面、喉鼻之间,经络交会之处。若溃破则脓水淋漓,秽气臭极,甚可畏也。轻者或名气毒,或名滋毒。筋骨酸疼,来去不定,乍作乍止,宜随毒气轻

重、深浅，用药贴数多少。但用济生治之，多服自^①能见效。不过解毒^②，解毒无非消痰。

如生疮已久，愈后余毒有患头胀、头重及身痛、四肢痠^③疼者，惟以济生汤、牛黄丸、猪灵丸、显中散服之，大获奇效，无不奏功。此治毒之大法也。

用济生汤每剂加血余二钱、龟板二钱滋阴益血，煎、服法同前。

牛黄丸

牛黄三钱　象牙屑三钱　僵蚕二钱　红铅二钱　冰片五分　明凡二钱

研末，蜜丸如麻子大，每服五分，用土茯苓三两，打碎煎汤下，日三服。

猪灵丸

艾叶一两　麻黄三钱　白茯苓二两　川椒去梜④，八钱　川芎二钱　猪头天灵盖煅，五钱

上研极细末，蒸饼，丸如绿豆大，每服三钱。疮干燥不臭，是其效也。服至疮口平方止，宜间服十全大补汤。

显中散

此方兼治积年虚劳、痰火，能健脾胃、进食。用极木

① 自：原虫蠹，据残余字形及文理定。
② 不过解毒：疑此前有脱文，似脱"治疮"。
③ 痠：原此前有一笔画讹误之"痠"，原录者自删之。
④ 梜（jiā 家）：本指护书的夹子，此当比喻川椒果实外皮。

（又名十大功劳，一名猫儿残，俗呼光菰栩，黑子者是。红者即极木，亦可用）取其叶泡汤，或为末，不住服，效。

五龙汤

土茯苓_{六两}　秦艽_{酒洗，八钱}　川膝_{八钱}　虎胫骨_{酥炙，八}钱　黑铅_{二两，打碎}

上用河水四碗，煎一碗，空心服。疼痛加陈腊四两，用蒸热酒糟搽患处，其痛立止。此方专治远年①。倘初生，用之以轻粉。最重者二三服立验。此方秘之，珍重。

掌　风

患广疮愈后余毒未尽，多生于手足底掌处。其皮重叠，故名千层癣，俗名鹅掌疯。此由余毒积淫于肝肾，血热而皮颇②〔批〕顽也。初服济生汤以消其毒，外用玉脂膏搽擦，净掌汤煎洗。

玉脂膏

狗油　香油　柏油　黄占_{各一两，化，入后药}　银朱_{一钱五}分　官粉_{二钱}　元射③_{五分}

以上研末，入前油搅匀。临用，以烘患处令热，以药搽上。

---

① 远年：犹"多年"。
② 颇：据原批，疑为"顽"讹。"顽"有坚硬、粗钝义。
③ 元射：麝香。当从麝香它名"元寸"及其误写"射香"中各取一字而成，据《古今医鉴》卷十五"玉脂膏"中"麝香五分"定。

净掌汤

金银花　白蒺藜　防风　荆芥　常山　川乌　草乌各
一两

上用童便浸一日，入水煎滚，乘热洗。再煎枣叶汤净
之，每日洗二次。此药洗三日再换。

瘰疬

瘰疬，生于颈项，或在耳后连及颐颌，悉属三焦、胆腑二经之脉络，惟此二经血少气多。考究病因，总由怀①抱抑郁，或因谋虑所伤，必使肝血先虚，以致胆失所养。其气郁而成痰，痰盛则气滞，气滞则血凝，血凝而为热毒。少年男女，多有此症。初生如豆粒，或如梅李，累累相连，历历数枚。若不早治，久不消散，渐至长大，按之则动而微痛。或午后发热，夜间口渴，饮食少思，四肢倦怠，坚硬而不能溃，溃久而不能合，真元竭乏，变为劳怯，多至不治。若不详究病原，妄用败毒等药，徒损血气。然此疮无痰不成，大法先用消痰，后补阴血，此正治也。〔批〕此论切当。

海藻汤

此主消痰、行血、下气。

海藻　天花粉　陈皮　归尾　贝母　赤芍　白芷　生草　乳香　银花　角针②

煎服，脓尽宜用后方。

加减逍遥散

丹皮　当归　白芍　白术各一钱　天麻　枸杞　熟地

---

① 怀：原虫蠹，据残余字形及文理定。
② 角针：皂角刺。

茯苓　陈皮　生草　山药

　　加荷叶，微热加酒炒柴胡，头眩加酒炒川柏，郁气加香附。

秃　疮

凡男女在十六岁之前，头生秃疮，大都胎毒邪气蓄①郁之积热，皆由怀孕母食浊恶臭物、辣椒、姜、蒜之辛热所致，故贫家男女患此最多。

烟胶散

治秃疮。

烟胶五钱　松香　枯矾　花椒各二钱

上为末，用番木鳖十个，去壳，切碎②，取香油二中③，熬热拌药。先剃发后，猪毛汤洗净搽药。每日洗、搽一次。

---

① 蓄：原虫蠹，据残余字形及文理定。
② 碎：原虫蠹，据残余字形及文理定。
③ 中：通"盅"。《儒门事亲》卷十二之"防风汤"："每服四钱，水二中盏。"

乳　痈

乳痈之患，多因不知调养。盖乳房属胃经，乳头属肝经，由忿怒所逆。或郁闷所结，及厚味所酿，以致肝气不行。故窍闭不通，则乳浆不得出，遂致胃血沸腾，热甚而生痰为脓。或因所乳之子含乳而睡，口气所吹，蓄成结核。初起若寒热作痛，必须忍痛揉软，吃令乳汁透则散，否则成毒矣。大法惟用丹溪瓜蒌散主治。用青皮疏肝滞，石膏清胃火，瓜蒌豁痰利窍，归尾、赤芍行血散瘀，橘叶行肝气。以上几味俱系紧要，切勿轻减，随症再加减豁痰行气之药为妙。

瓜蒌散

瓜蒌　贝母　天花粉　陈皮　银花　角刺　石膏　赤芍药　乳香　甘草　白芷　橘叶　蒲公英　勾藤　地丁香附

煎水服。

女人忧思郁结，乳结成核，年而发溃，则破陷如空洞，名曰乳岩，是不治之症。或用八珍汤与六味丸间服，庶或可久。

下　疳

男子玉茎肿痛，所生疳疮，皆因所欲不遂，或交接不洁，以致邪毒所侵，或妄擦兴阳之热药①，故生此疮。治之不当，则便毒、广疮，次第而发。若久而不愈，损烂阳物，多至危笃。盖男女前阴皆属肝经脉络，但用龙胆泻肝汤治之。若患久者，于广疮同。

方

泻肝汤

胆草　石泻　瞿麦　车前　木通　生地　归尾　山栀黄芩　扁蓄

煎服。发热加柴胡。

白玉散

轻者用此外掺。

轻粉五钱　寒水石二钱　冰片三分

共为末，掺。

阴华散

人中白　冰片

珍珠散

重者用此。

---

① 热药：原为"药热"，据医理乙正。

珍珠　血余　轻粉（或加白占）

洗疳汤

黄柏　花椒　葱白　甘草　地肤子　防风

或川柏煎汤洗。凡女人阴户痒，亦妙。阴毛际作痒，海上①用桃仁捣碎擦之。

又　方

治男。

上甘石黄连、童便制　儿茶一钱五分　寒水石煅　黄连一钱　轻粉二分　冰片五分

上为细末，掺用。若得闺女月经布灰加入，更妙。

又　方海上

乳香　没药　血竭　儿茶　龙骨　蛤粉　镜秀②各五分　冰片一分

为细末，掺用。

又　方

治蛀干。

壁蟢窠③廿个，炙　冰片　儿茶各一钱　金箔二十张

为末用。

---

① 海上：当为"海上方"，即海上神仙方。

② 镜秀：镜锈。《正字通·金部》："镜锈，镜上绿，俗名杨妃垢。"

③ 壁蟢（xǐ喜）窠：即壁钱幕，为壁钱科动物壁钱的卵囊。"蟢"通"壁"。

又　方

铜青—两，银罐内煅九次　　儿茶三①钱　珍珠—钱　片脑半分

为末掺用。

---

①　三：原虫蠹，据残余字形定。

横痃　便毒

　　便毒生于小腹下、两腿胯合缝间，乃由肝经脉络所过之处，是肝经脉络流行道路。此症由败精搏血、搏热、郁血聚者，固有不知。大劳则火起于筋，大怒则火起于肝，肝主筋，皆因肝气磅礴，不流行荣卫，非独色欲而然也。是以此症男女、老幼、贵贱俱有患此者。或身发热，病者讳疾不言，医者见身发热，往往误治。初起如果核，久久血积凝滞如瓜，始不消散。缠绵延久，肿硬极难溃脓，溃后不合口。轻者不甚痛，重者痛①极，须分轻②、重、新、久，治一以肝经积热。医方虚多，取效绝少，今皆删去。

　　轻者宜消散，用化毒丹方见前治法，见《正宗》③。

---

　　① 重者痛：原初录为"重者不痛"，原录者自删"不"字。

　　② 轻：原初录为"轻者"，原录者自删"者"字。

　　③ 正宗：此指《外科正宗》。《外科正宗》卷三有"下部痈毒门·鱼口便毒论"载便毒治法。

悬痈

悬痈之毒，生于肛门之前，阴囊之后，在尾闾间，是阴跷脉所过之处，乃阴中至阴之地。初起甚痒，渐至赤肿如桃。此处阴虚，极易肿大，四五日间，即时溃脓。向来不知治法，以至经月不痊，淹缠成漏者多。今遇此症，急用活命饮，一日夜连进三四剂，四五日即脓尽，命病皆安。但守法，无不奏效。愈后用六味丸。

谈公武患跨马痈，外势不肿，毒气内攻，脓多，疮口甚小，突出如指大一块，触之痛不可忍。因多服寒剂，外敷凉药，毒气内攻，胃气俱损。铭鞠①先生则去围药，洗净疮口，但用一膏药以护风，用大剂黄芪、山药、生地、白芷、牛膝、米仁、银花，杂以健脾药十余剂脓尽，再数剂肉平，后服六味丸斤许而愈②。

江都尹奉麓乃尊不禄于腿痈，其子九岁亦患之。就医弥月，势盛。铭鞠先生按之坚实如石，幸儿气厚，可内消。用牛膝、苡仁、地榆、生地、力子、甘草、金银花、连翘，此皆仲淳先生常用法也。初剂加利药微利之即稍宽，过两剂加汗药微汗之，势益宽。至数剂，取穿山甲末

---

① 铭鞠：原为"铭菊"，当为马铭鞠，据前文、《先醒斋医学广笔记》及《续名医类案》改。

② 谈公武……斤许而愈：此案及下文江都尹奉麓子医案分别见《续名医类案》卷三十三"外科·悬痈"及"腿痈"，当引自《先醒斋医学广笔记》。

五钱，半入煎，以半调药送下。儿喜饮酒，令儿一醉，自此顿消，半月下地行矣。初有一医欲以刀开，遇铭鞠先生终止。凡疮科终以开刀为戒，药刀先者妙治法同。

痔 疮

《内经》曰：因而饱食，筋脉横解，肠澼为痔①。痔疮生于大肠下、肛间，久之不愈，溃破为脓，流变而为漏。推此究其病因，原有数端。大凡饱食、宿垢传下，直肠横满，必须缓步片时，不可即便安坐。坐②寔③肛门大肠之气不能运转，是以生痔，贵人亦有此症。当知饱食即坐，尚犹郁结为痔。若好食厚味、辛辣、醇醪，致生胃热，流入大肠，大肠曲下，则直肠下极乃为肛门。由热盛郁遏，故结为痔。虽受病之因不同，治法则一。须从上清下，从内治外，禁勿专于外治，至用钩针挂线，宁不伤命耶？

凉膈散

连翘　山栀　黄芩　枳壳　桔梗　薄荷　甘草　大黄

芒硝此二味量痔轻重而用

加侧柏叶。

〔批〕从上清热凉血。《和剂》④。

---

① 因而饱食……肠澼为痔：见《素问·生气通天论》。

② 坐：因。

③ 寔（shí 时）：通"是"。这，此。《国语·晋语五》："赵穿攻公于桃园，逆公子黑臀而立之，寔为成公。"

④ 和剂：当为《太平惠民和剂局方》。《太平惠民和剂局方》卷六载有"凉膈散"，批注者认为此方由此演化而来。

秦艽汤

秦艽　桃仁　皂核　蝉退　僵蚕　地榆　甘草

兼食菠菜_{涓肠}及羊血、鸭血_{补阴}。

〔批〕凉血、消瘀、祛毒。

黑地黄丸

生地黄_{一斤}　北五味_{半斤}　枣肉_{半斤}　茅苍术_{一斤}　黑干姜_{半斤}

〔批〕出血过多。

正卿丹

大理石_{一钱，炒}　冰片_{五分}　井泉石_{五分}　乳香　没药
穿山甲_{一钱，煅}

研极细末，以虾蟆①胆调抹，如有孔，以灯草蘸药入孔，湿则干掺。如无胆汁，津液调涂。

又　方

蛤蚆②胆　朴硝和匀

临用加冰片，吐津搭上。

凡痔漏有管有块者，用此熏洗自软。三棱、蓬□③各四钱，有大块加独活、防风各一两，金银花、皮硝各二两，荆芥、白矾各五钱，雄黄三钱，文蛤二两，桃、柳、

---

① 虾蟆（hāma 哈蟆）：青蛙和蟾蜍的统称，也作"蛤蟆"，此指蟾蜍。

② 蛤蚆（hábā 蛤巴）：即蛤蟆，此指蟾蜍。蚆（bā 巴），即海蚆，贝名，此通"蟆"。《赤水玄珠》卷三十"杨梅疮之剂"之"又方"："癞蛤蚆三只，去肠，杂入雄猪肚内，苎麻扎缚，水煮极烂，食之。"

③ □：原虫蠹，疑为"莪"。

榆、槐枝各七斤，韭根四两。水煎，日熏三四次，煎三日，换洗至七日，块自软。临沂云：是疮之块，皆用此熏洗。

臁 疮

自膝以下小腿外外臁，由胆胃膀胱三阳经从头走足而终，为易治；小腿内侧，由肝脾肾三经从足走腹而终，难治。因内臁有三阴交穴，此处患疮，极难收敛。若生于臁骨间，骨上肉少皮薄，此疮最重，至有多年不愈。疮口开阔，皮肉溃烂，臭秽可畏。盖为此症，由于脾胃积热，肝肾郁毒，热气凝滞，聚血成痰。是以疮毒无痰不生，气无[①]不发，结痰、流注作而为脓，毒气胀肿，故多苦楚。须善调养，翘足端坐，勿多行动，庶可调治。然患此疮贫苦人多，焉能善养？惟医治得法，亦可奏功。

大法不论新久，但看皮肉紫黑，毒气炽甚，先用蜡凡丸十数〔批〕服，以解其毒，外用青云膏贴之，扳毒追脓。待脓尽，用六味丸加龟版、杞子、天冬、牛膝多服，滋补肝肾，自然生肌。肉平即换太乙羔，随掺生肌[②]散收口。常用葱白、花椒煎汤，洗净为妙。

生肌散

寒水石醋煅　乳香　没药　官粉各三钱　轻粉　水银即粉霜,升药也　孩儿茶醋炙　血芨[③]同儿茶炒　珍珠各一钱　海螵蛸□钱

---

① 气无：疑二字倒。
② 肌：原虫蠹，据残余字形及上下文定。
③ 芨：疑作"竭"。《集验方》"八宝生肌散"有"血竭四钱"。

上为细末收用。如疮口大者用生肌白玉膏贴之，待肉长平，仍用生肌散掺用。

生肌白玉膏

白占① 黄占 定粉②各一两 轻粉 乳香 没药各三钱 无名异③二钱半 龙古④

用桐油或猪油半斤熬沸，次占，又次入轻粉等搅匀，煎至滴水不散，取起摊在绵纸上，逐一摆开，去火性用之。

〔批〕此羔收敛、生肌长肉，兼治结毒，神效良方。

① 白占：虫白蜡。此方中黄占为蜜蜡，故白占定非蜜蜡精炼后为白色者。《本草纲目》卷三十九"蜜蜡"言："（蜜蜡）色黄者俗名黄蜡，煎炼极净色白者为白蜡，非新则白而久则黄也。与今时所用虫造白蜡不同。"同卷"虫白蜡"言其有"生肌止血定痛，补虚续筋接骨"之效。

② 定粉：官粉。

③ 无名异：为软锰矿的矿石，又名土子、干子、秃子、铁砂、黑石子。

④ 古：原录为"古"，人以朱笔描为"骨"。

臁疮续论

盖臁疮或因搔伤而成，外臁属三阳经，内臁属三阴经，由湿热下注而成血瘀凝滞。且日逐裙风扇地，女人名裙风、裤口。日午之后，气多下坠。是疼苦，经年不愈，变而成顽，相传夹膏有效。或不效，因所感之不同也。或属阴虚，或属脾虚，或属阴火，或属肝火①，或脾气下陷，湿热滞于下部，必内服汤剂，用升举之法，然后外贴膏药，则经络调和，皮肤自合。若漫肿作痛，或不肿不痛，属三阴经也。或发寒热，俱宜八珍汤、十全大补汤。脾虚挟表邪者，补中益气汤加桔梗、白芷。脾虚湿热，流脓、口干、食少者，加白茯苓、白芍②，或加熟地、炒黑黄柏。挟怒气加山栀、川芎，有郁加归脾丸再加柴胡。若患处黑暗，属肝肾虚败，八味丸。

外治之药仍宜分别内外臁。因风湿用葱汤洗净，贴龙骨膏。风热者马齿膏，湿热者窑土膏，气血凝滞者小车丸加乳香少许掺之。内臁初起，洗以盐汤，贴以蜡凡纸，重者桐油膏，痒者蕲艾膏，久不愈者内外通用炉灰膏，点去瘀内后贴黄蜡膏。其他得效诸方，皆平时目击有验者，以

---

① 属肝火：原字漫漶不清，据残余字形及文理、医理定。
② 芍：原字漫漶不清，据《医学入门·外集》卷五"外科·痈疽总论"："脾虚湿热流脓，口干少食者，补中益气汤加茯苓、芍药"定。

俟处择焉，故并录。

龙骨膏

外臁风湿。

龙骨　乳香　密陀僧　没药各二钱　海螵蛸一钱五分　肥皂子五个，烧灰存性

为末，清油调，用绵纸作夹膏，隔日一番，两面贴之，甚效。

马齿膏

内臁风热。

马齿苋

煎汁一锅，去渣，入黄蜡熔①成膏。

〔批〕能治卅六种风疮、经癣、白秃、杖疮。旋加梳垢，可愈疗毒。

窑土膏

治外臁湿热。

经窑土伏龙干亦可，久远为上　黄丹　轻粉　黄柏　乳香没药　赤石脂

等分为末，清油调成膏，用伞纸作夹膏②，以绢缚定。任其痒，不可搔。

---

① 蜡熔：原虫蠹，据《医学入门》卷七"妇人小儿外科用药赋·马齿膏"之"入黄蜡五两，慢火熬成膏"定。

② 膏：原虫蠹，据残余字形及文理、医理定。

小车丸

黄连　干姜　当归　阿胶

醋丸。

蜡矾纸

治内臁。

用麻油二两、川椒四十九粒入铜勺内，文武煎黑色，取起去渣。入槐枝三四尺煎枯，取起，入黄占一两、轻粉二钱、枯矾一钱，共研入，候溶化，先用绵纸照疮大小剪块，投入油内，渗透为度，勿①使纸黄，取候冷，去火性，贴。

桐油膏

内臁。

百草霜　发灰　乳香各三钱　黄丹三钱　鹿角灰

用桐油煎成，摊贴，血虚痛甚犹宜。如年久黑紫者，先用炉灰膏去瘀腐。

蕲艾膏

内臁。

蕲艾　川椒各五钱　水粉二②两　轻粉一钱③　黄丹三钱，炒

---

① 勿：此后原衍"勿"字，据《医学入门》卷七"妇人小儿外科用药赋·蜡矾纸"删。

② 二：原虫蠹，据《医学入门》卷七"妇人小儿外科用药赋·蕲艾膏"定。

③ 一钱：原虫蠹，据《医学入门》卷七"妇人小儿外科用药赋·蕲艾膏"定。

上为末，熟麻油调膏，隔纸贴。

黄蜡膏

治内臁①。

用菜油一两，入胎发一圆，先煎化，入②白胶香、黄占各一两，又入龙骨、血竭、赤石脂各一两，搅匀，捏并贴之。

附杂方

黄丹膏

淘丹③一两五钱　黄连　川芎各五钱　乌贼骨三钱　轻粉水龙骨　朝脑④各二钱

上为细末，桐油调，挟羔贴。

龟甲散

龟甲醋炙，灰

每灰一钱，加轻粉、元香⑤各半，研细，干掺。

丹溪先生治臁疮，以白胶香、黄柏、软石膏各一两，

---

① 臁：原脱，据文义及医理补。
② 化，入：原虫蠱，据《医学入门》卷七"妇人小儿外科用药赋·黄蜡膏"定。
③ 淘丹：即淘洗后黄丹。《疡科选粹·黄丹膏》："黄丹（淘洗七次，净取）"。
④ 朝脑：樟脑别名。
⑤ 元香：麝香之异名"元寸香"简称。

青代①五钱，龙骨五分，为末，香油调敷。

白玉膏

制甘石—两　白占五钱　象牙末三钱　轻粉五钱，将草纸转炷火上烧

〔批〕铅粉五钱

用雄猪油打作羔，贴。

男子肾藏风用

黄芪　牛膝　羌活　独活　川芎　防风　白附子　木香各二钱　白蒺藜

蜜丸，盐汤下三十丸，再用后药搽。

槟榔　木香　防风　白芷各二钱②　白及—钱　龙骨五分元寸少许　蛇退—条　腻粉③—两五钱

为末，先以鳝鱼一条、百部一两、花椒三钱、香油四两煎，去渣，调前药搽。

〔批〕两足生疮，瘙痒连日不愈。

又　方

川连　大黄　生地　方八④〔批〕木鳖各三钱　熟地　蓖

---

① 青代：青黛。
② 二钱：原虫蠹，据《证治准绳·疡医》之"痈疽部·胫部·肾风疮·蒺藜丸"定。
③ 腻粉：水银粉异名，又名轻粉，由水银、白矾、食盐升炼而成，见《本草纲目》第九卷"金石部·水银粉"。腻，原虫蠹，据《证治准绳·疡医》之"痈疽部·胫部·肾风疮·蒺藜丸"定。
④ 方八：木鳖。

麻子　黄柏　象皮各五钱　黄牛脚合①一两五钱

　　用麻油煎韶粉②，收膏摊贴。

---

　　①　黄牛脚合：疑为黄牛脚蹄壳。

　　②　韶粉：铅粉。《天工开物·胡粉》："此物因古辰韶诸郡专造，故曰
韶粉。"

疥 疮

天之阳在南，阴在北；地之阳在北，阴在南。故北方地高燥，生疥者少；南方地卑湿，生疥者多。是以南人贫富俱受湿及衣汗之湿，凡患疥疮，因起于湿，但湿气久则变为热，蓄于肠肺。肺主皮毛，是以疥疮致肺气虚，人多视治之失宜，复心之病由是而作，可不慎与？是以内服外搽，斯可获效。

祛热汤

金银花三钱　归尾　赤芍　川芎　黄柏　黄芩　防风白芷　木通□钱五分①　生草三分

煎服。

凡疮毒皆因湿热所致，若不早治，必致毒气内攻，饮食少进，气血两虚，渐成不救之患，是方屡□②奇效。先服解毒煎药五六剂，随将后方擦③药，不几全愈。

煎 方

荆芥　苦参　丹皮　金银花　桔梗　连翘　车前子赤芍药　生地　甘草　木通　天花粉　茯苓

加灯心煎服。

---

① 　□钱五分：原虫蠹，据残余字形定。
② 　□：原虫蠹，疑为"有"。
③ 　擦：原虫蠹，据残余字形及其后"擦方"定。

擦　方

大枫子肉六十粒　真轻粉二钱　樟冰①二钱　水银二钱

上枫子肉先研烂，入粉、冰二味研和，再入水银，研至无星为度。如疮湿者干搽，干者油调。

---

① 樟冰：樟脑。

癣

癣疥之疾，皆因血分中之积热，由于胃脾肺三经燥痒，以致客于肌肤，郁滞成热，热久变为火，是以诸疡皆属于火。遍身漫漫浸淫，或痛或痒。凡浮浅者为疥，深沉者为癣，若久者以渐化开，其状不一，生有细虫，多能传染他人。法当祛热杀虫消毒为①主，不可用养血等药。切勿发表，惟内服、外敷两攻，得法则可愈。

〔批〕疡疥疮方：升药底三钱，明矾三钱，铜绿②三钱，大枫子四钱，蜈蚣五条，硫黄三钱，水银二钱，此药用盐猪油③打烂，包夏布内擦之即愈。

红云散

此方杀虫消毒，阴癣、秃疮不治。

生凡一两　人言④　银朱　雄黄各一钱　秃菜根一两

共打烂，入夏布包擦为妙。

海上方

雄黄　床子⑤　汞　川椒各一钱　枯凡二钱　方八　大枫

---

① 毒为：原虫蠹，据残余形体及文理定。
② 绿：原为"六"，据文义改。
③ 油：原为"尤"，据文义改。
④ 人言：砒霜。
⑤ 床子：蛇床子。《本草纲目》卷十四"蛇床"言蛇床子能治恶疮、湿癣。查《孙真人海上方》《医方类聚》引《海上仙方》均未见该组方。蛇床子能治湿疮疥癣，常配伍枯矾、雄黄、大枫子等治疗秃疮、疥疮、瘙痒多水者，如《疡科纲要》之"蛇床子散"。

子十个　油胡桃二十个

打丸擦。

清凉膏①

胡桃油三匙　冰片一分　雄黄一钱　银朱七分　胆凡一钱
白占七分

先熔羔，次下油，后下末药搅匀，摊贴。

治广癣痒不可当

白附子　乌贼骨　防风　荆芥　苡仁　白及　苍术

等分，煎水熏洗。

治眉中癣

用鸡子黄加雄黄、香油调搽。

治阴癣

用土大黄根、冰糖捣烂，布包擦之即愈。

---

① 清凉膏：此后原衍"二两"，据文理删。

疮毒诸症总论

经曰：凡疮之痛痒，自属虚实寒热。故痛而实者为热，虚而痒者为寒。然诸疮痛痒，皆属①于心。以心主血而行气，气血凝滞而为痈疽。疮疖阔大一寸已②上曰痈疽，一寸已下曰疮疖。〔批〕浅大为痈，属阳；坚小而深为疽，属阴。诸疮之中，惟背疽、疔疮最为急症。其发初也，其身体或热而后恶寒，或先痒而后疼痛。若其不痛，最为恶症。且如背疽始生如黍米粒大，才有觉时，便用艾于痛处灸之。痛则灸至痒，痒则灸至痛，使毒气随火而散（凡毒初起宜灸，惟头项以上属阳明，断不宜灸）。若失之于初，疮势③已成，又当审其虚实寒热，热实则清之，虚寒则温之，得毒消脓溃，方为可治之症。

疔疮者，多发于手足之间，生黄泡，其中或紫黑色，有一条如红线直上，仓卒④之间，急宜以针于红线所至之尽处刺出毒血，然后以乳香蟾酥膏于本疮上涂之。针时以病者知痛、出血为度，否则血丝入腹，毒气攻心，不治。〔批〕红丝疔多由喜怒不节，血气相逆而生。

---

① 属：原虫蠹，据残余字形及医理、文理定。
② 已：通"以"。
③ 势：原衍"势"，录者自删后一"势"。
④ 卒：通"猝"。《三国志·魏志·华佗传》："坐毕归，行数里，昕卒头眩堕车。"

至若瘰疬、颈疽、臀痈之类，皆毒气郁①积于内而发，治之皆须解毒溃脓。若气血弱者，又须补之。此一定之法。

凡疮疖疥癣之类，随其脏腑所受冷热调之。所贵气血宣流，自失其痛痒矣。

如脚上廉②疮年久不愈者，多是肾□③流注。又有脾湿溃溢，治各有方，随症选用。

乳香蟾酥膏④即立马回疔丹

杨梅疮新杂方

敷　药

血竭　硼砂　竹节　白附各三分　真珠⑤　琥珀

研细，牛乳同煎干，取出。又清水煮二三滚，为细末，加天、黄⑥各二分，共为细末，麻油调敷。先用野菊花煎汤洗净。

---

① 气郁：原虫蠹，据残余字形及医理定。
② 廉：通"臁"。《素问·缪刺论》："臀外廉痛，手不及头。"
③ □：原虫蠹，疑为"风"。《圣济总录》卷二十五"肾脏门"言肾脏风毒流注腰脚而发。
④ 乳香蟾酥膏：原仅方无药。
⑤ 真珠：珍珠。
⑥ 天、黄：疑为天南星、雄黄二药。二药常一起用于治疗疮疡，如《普济方》三百八十一卷"天南星散"由二药组成，《玉机微义》卷十五治"毒气内陷"方等。

杨梅膏药

杏仁一两，去油　轻粉五分　银朱一钱　乳香　没药一钱

研末掺膏上，贴之即愈。

〔批〕金文大黄①要药。吃红黄升药、矾石卅文，用黑枣一个打丸。

通仙五宝丹

钟乳粉三分　琥珀　冰片各半分　大丹砂二分

共为末，土茯苓汤下，忌食发物。

五宝霜

治杨梅疮并一切痈疽。

水银一两　朱砂　雄黄各二钱五分　白凡　绿凡各二两五钱

研匀，罐盛，即以罐盖盖定，盐泥封固，文武火炼，升之，扫下。每以扫下三钱加入乳香、没药末各五②分，掺太乙膏上贴之，绝效采医方。

治下疳、蛀梗疮方③历验神方

蚕茧二个，烧灰存性　枯凡五分　轻粉二钱　儿茶一钱　五倍子一大个　红绢方圆三寸一块烧灰

共为末，酸浆水、葱白、川椒煎汤洗，搽之神效。

---

① 金文大黄：锦文大黄。

② 五：原虫蠱，据清初医家钱峻编《经验丹方汇编·杨梅疮毒》中"五宝霜"之"每用三钱，入乳香、没药各五分"定。

③ 治下疳、蛀梗疮方：此方见《经验丹方汇编·下疳及肾囊风、囊痈诸证》。

治数年烂腿方

白芦右[①]不拘多少

醋煅七次，研细极，麻油调涂，日换取愈。

紫金膏

治杨梅结毒、臁疮，及诸恶毒久烂成漏，不能收口者用。

凡红[②]　松香用腐泔煮白色　凡香[③]—两

加麻油二两五钱，火上熔化，拌匀，摊贴。

退管方

石青二分　冰片二分　乳香二分半

共为末，掺膏上摊帖，其管自出。

一笔消

一切外症围药。

辰砂　明雄黄　乳香　没药各三钱　麝香五分　冰片一钱
好京墨一锭

共为细末，用蝌蚪一小罐，以上药共入罐内封固，埋于土中，四十日取出。凡遇肿毒，用笔蘸水圈之即消。

治蚊虫

用黄一块，长六寸，宽三寸，口暗念咒曰"万虫归

---

① 白芦右：疑为芦甘石，疑因其色多灰白而称之。芦甘石即炉甘石。右，当为"石"讹。

② 凡红：即矾红，为绿矾煅红者。

③ 凡香：疑为明矾石与松香共治之药物。清代祝补斋《卫生鸿宝》卷二有"矾香油"，为明矾石与松香共治之治疮药。

总"九遍，下笔书字纸上：霓霓霓霓。写毕，呵自气四口，贴床左，明日即放①。

五灵丹

马铭鞠先生传。

胆凡治筋骨，属肝　辰砂养血益心　雄黄长肉补肾　明凡理脂膏，治肺　磁石荣骨而治骨

此方见焦氏笔记②，惟不用汞，而用之功效因迟缓。如加水银一两，与五味和匀，依法炼之，加后药。

夜合花阴干，用白　象皮炒　降香　乳香　没药去油　血竭　儿茶煨　花蕊石　文蛤半生半熟各一两　白占八钱　珠③五钱　冰片一钱

上为末用。欲去付④加五灵子，生肌每两加前药二三分。

象皮膏

象皮一钱，煅　血竭　儿茶各一钱　牛黄一钱　珍珠三分甘石二钱，制　乳没各五分　龙骨五分　轻粉三分

为末。

---

① 放：据文义，当为"效"讹。
② 焦氏笔记：当为明代焦竑著《焦氏笔乘》。该书卷五"医方"载："疡医公孙知叔……创造五毒之剂，取丹砂养血而益心，雄黄长肉而补脾，矾石理脂膏而助肺，磁石通骨液而壮骨，石胆治筋而滋肝。"
③ 珠：疑为珍珠。
④ 付：疑当作"腐"。

神验秘方

黄连膏治一切溃烂疮毒，不拘远年新久，俱可贴之

生地二钱　黄连　三七草各一钱　当归　黄柏二钱　猪油

六两　麻油四两　黄占五钱　丹①二两

熬成膏，贴患处。能消肿扳毒，去腐生新。

又黄连膏专治一切疮科诸毒、恶疮

黄连　大黄　黄丹各二两　黄蜡　猪油各四两

共煎成羔，将此药故②在万应膏上贴之。

八宝生肌散

乳香　没药各二两，去油　儿茶　血芨③各二钱　象皮一钱，

炙　珍珠五分　冰片三分　麝香二分　血余灰六分　轻粉一钱五分

共和极细，掺用。

万应铁箍散

此药专治头面、身体、手足恶疮，俱可涂之。

乳香　没药一钱　贝母一钱五分　木香五分　文蛤二钱

南星二钱　大黄二钱　石楠皮一钱　冰片三分　麝香五厘

共为细末，用鸡蚕④一个和，和于□内，用蜜调匀，

---

① 丹：丹砂简称。
② 故：疑当作"固"。
③ 芨：疑当作"竭"。
④ 蚕：疑为"蛋"讹。下同。

抹在绢上贴患处。又用蚕白润之。

疥疮方

明凡　花椒　硫磺　石膏

细末，香油调涂。

白癜风方

海螵蛸　密佗僧　硫黄　川椒　大黄

为末，醋调抹上，即愈。

王伯通清凉内消膏

第一煎

槐　柳枝　金银花　山甲一两　蝉退八钱　蛇脱①一条
蜂房八钱　苍术一两

第二煎

人参　羌活　白芍　生地　独活　花粉　熟地　枳壳
乌药　川芎　黄连　黄柏　山栀　木通　赤芍　厚朴　白
术　南星　防风　荆芥各一两　杏仁　白芷　黄芪　赤苓
桃仁　半夏　甘草　黄芩　桔梗　大黄各一两五钱　当归
血余　连翘　黄苦参　木鳖各二两　陈皮　血余各五钱　细
药　乳香　没药各一两五钱　血竭六钱五分　元寸七钱　真麻油
六斤　丹

每油一斤，加飞丹六两，收之。

---

① 蛇脱：蛇蜕。

此膏能治①五劳七伤、腰疼、咳嗽、冷麻风②、寒湿诸疼、痞块、食积，一切痛疽皆治。

白升丹方

水银—两　硝③—两五钱　凡④—两五钱　皂⑤—两五钱　盐—两五钱

醉经楼经验良方⑥

鼻中息肉方

取藕节毛处一节，煅存性，吹之，其肉敛缩而脱。

又　法

枯凡、猪脂，打丸塞之，数日随药可脱。

吹喉散

凡遇一切喉痛、喉肿⑦、喉烂，吹入喉间，俱可治。此方定水寺秘传。

---

① 治：原为"油"，据文义改。

② 冷麻风：病名。《解围元薮》卷一"三十六疯六经分属·冷麻风"载："此症初时麻木，久渐坚顽，剜切不知，或冷痛，或节骱酸痛，怕见霜露，不能入水汗液不出，或遇秋冬愈觉抽掣不能动履，血闭不流则生水穿烂成疮，手足软曲，肌肤弛缓，筋骨懈惰。由酒色过度，肾水枯竭，或劳怒之时不避寒湿，风邪中深，内气不固，毒从外寇，病极则瘫痪，痿败憔悴而死。"

③ 硝：硝石。又称火硝。

④ 凡：明矾。

⑤ 皂：皂矾。又称绿矾、青矾。

⑥ 醉经楼经验良方：清代钱树棠所辑方书，一卷，于嘉庆二十三年（1818）成书。

⑦ 喉肿：此后原衍"喉肿"，据文意删。

真青黛八分　龙头薄荷八分　飞天黄三分　大冰片一分
月石三分　儿茶五分　真珠三分　西黄一分五厘

各为细末，和匀，磁瓶封，勿令泄气，神效之极。

预防喉疾

露天萝卜菜一味愈久者佳，煎汤食。

八宝丹

治疮毒脓腐已尽，用此掺丹上，自能生肌长肉，平日收功神效无比。

珠母拾取露天左顾大蚌，括去背上黑衣，安火煅，研细末，用半片　血竭三钱，另研　儿茶一两　芦甘石三两，以川黄连二钱煎出汁，煅碎火煨石膏三两　赤石脂三两，火煅　陈年丝吐渣①一两，煅，不可过性　梅花冰片临用时，凡药末五钱加入冰片一分

上药共研匀极细，碾如香灰色，磁瓶贮听用。此药比珍珠西黄八宝丹功效倍之，幸勿轻忽。

〔批〕手足冻裂方：白及为末，用萝卜内滚过蜡燃油调。

胎上冲心

葡萄一两，煎汤饮，即下。如无藤，叶亦②。

---

① 陈年丝吐渣：药名，待考。丝土渣，疑为丝吐头，以蚕茧缫丝时弃、散乱无绪者。《外科方外奇方》卷二"生肌收口部"之"珍珠散"有"陈年丝吐渣（一两，存性）"，《徐评外科正宗》卷二"珍珠散"有"陈年丝吐头五分（煅存性）"，《本草纲目》卷三十九"蚕"之"蚕茧"言蚕茧"烧灰酒服，治痈肿无头，次日即破。又疗诸疳疮，及下血、血淋、血崩。"

② 亦：疑后脱"可"字。

臁疮收口方

用后方扳毒尽后，疮不起边，肉色红，即用此收口。

川连　乳香各一钱　冰片三分　石决明煅,二钱　血竭五分
黄柏五钱　寒水石三钱　琥珀末一钱

共为细末，如痒甚者加飞凡五分，用温茶洗后上药。

臁疮扳毒方

先用此扳去毒，上收口立效。坐板流脓亦可。

立青①四两　凡红二两

为末，油调涂。则疮出水，其毒可去，有疼须忍之。

漆　疮②

漆疮肿、烂曰果，煎汤洗浴立消又用真香油调樟脑搽，即消。

冻　疮

又将萝卜剜空，以蜡烛油灌内，灰火滚数沸，搽患处。

疮毒杂方

白玉膏

臁疮。

轻粉一钱　相粉二钱　白占一钱　白烛油五分

猪油研烂，贴。

---

① 立青：即沥青。又名松脂。《本草纲目》卷三十四"松"之"松脂"
言其别名为"沥青"。

② 漆疮：原无标题，据文意补。

隔纸膏

治臁疮并足上诸疮，验过。

无名异五钱　黄丹三钱　密陀僧二钱

共为细末，用桐油一斤，入药煎去渣，纸一百张打透晒干听用。无名异四两，黄丹五两，陀僧一两，共为末，桐油调煎，纸作膏贴，日换一次。

校注后记

一、作者、成书时间及版本

《外科秘授著要》为清代程让光著，梅少庚抄录。成书时间应不晚于乾隆二十六年（1761），叶祖一序言中言及写序时间为"乾隆二十六年岁次辛巳腊月之吉"。叶序中说"集成而问序于予"，可知该书当在叶序写作之前完成，且程氏与叶氏当为同时代人，程氏生活年代当在雍正、乾隆时期。

据《中国中医古籍总目》记录该书为"（清）程让光撰抄本"，孤本，藏于上海图书馆。《中国医籍通考》（第四卷）言该书"现有版本：清梅少庚抄录本""一卷存"，未言及藏地。《中国医籍大辞典》L0058条载该书"现存抄本，藏于上海图书馆"。2011年5月在上海图书馆查阅到该书，并已复制图片，以之为底本。

上海图书馆古籍"书目查询信息"中记录《外科秘授著要》责任者为"（清）程让先撰，（清）张璐撰，（清）倪涵初撰"，版本类型为抄本，分属"子部·医学·外科·通论"。翻检该书发现，该书实为几种不同内容书籍抄本的合订，合订者不知为谁。该书先为《外科秘授著要》，次为《张璐论虚证咽喉》《喉痹门》《喉科方法》（该部分书页比载《外科秘授著要》和《治痢疟奇方妙论》书页短、新），再次为《治痢疟奇方妙论》（原书记为：山阴倪初涵先生手订），三书所标页码均分别计数。因《张璐论虚证咽喉》《喉痹门》《喉科方法》《治痢疟奇方妙论》与《外科秘授著要》在书页大小、新旧、字迹等方面有显著差异，显示非同一抄本，而为后人订为一本，故本次未整理之。

该书线装，有序无跋无目录，正文计三十四页，序言无页码标识，正文第一页为叶祖一序，天头处盖"上海图书馆藏"印。正文第一页记"梅少庚录"，其右有小方朱章，小篆字体，上为阴文"少"字，下为阳文"庚"字；在"外科秘授著要"书名与"梅少庚录"之间空白处有"上海图书馆藏"方形朱印。该书部分字被虫蠹，无注，部分文字有朱书圈点。书页内天头部分，有至少四种不同字迹的笔记，用红、黑两色墨写成。多寥寥数语，阐发阅读心得。

二、学术特色及源流

全书论病明了，治疮疡主张消痰行气去火。在"疡科定法"中认为疮证属火，乃痰毒壅滞所致，反对薛立斋《外科枢要》以人参、白术败毒内托之治法。全书辨病论治和辨证论治并行，内治外治结合，尤崇内治，初起主张内服宣毒，多处言及外证需从内治，如在"悬痈"处引缪希雍言"凡疮科终以开刀为戒""痔疮"处言治该病"须从上清下，从内治外，禁勿专用外治"。治法内服之外，尚有洗、搽、贴、吹等诸法。

程氏学术思想多有承袭前贤之处。

病因病机借鉴《诸病源候论》等著作。本书"疡科定法"云："凡身不热，脉洪数者，痈也。乍寒乍热，必生疮毒。洒淅恶寒，若有痛处，必发痈疽。"《诸病源候论》卷三十二"痈疽病诸候上"："诸浮数之脉，应当发热而反洒淅恶寒，若有痛处，当有痈也。""臁疮续论"中"脾虚湿热，流脓、口干、食少者，加白茯苓、白芍"则引自李梴《医学入门·外集》卷五"外科·痈疽总论"。

方剂运用引用化裁前代方剂。如"菊花汤"引自陈士铎《洞天奥旨》卷十五"奇方中"之"紫菊汤"，"八宝生肌散"化裁自南宋洪遵《集验方》卷一"八宝生肌散"，"马齿膏""蜡矾纸""蕲艾膏""黄蜡膏"分别引自李梴《医学入门》卷七"妇人小儿外科用药赋"之"马齿膏""蜡矾纸""蕲艾膏""黄蜡膏"，"男子肾藏风用"方引自《证治准绳·疡医》"痈疽部·胫部·肾风疮"之"蒺藜丸"等。

书中医案医方有部分出自前代医著。本书"疔疮"部分顾圣荷幼弟患髭疔、顾博士伯钦内人孕时左耳患疔疮的医案均引自明代缪希雍《先醒斋广笔记》卷三"疔毒神验方"，本书"五灵丹"见于明代焦竑所著《焦氏笔乘》、"治疔丸"出自清初冯兆张《冯氏锦囊秘录》卷四十七"杂症痘疹药性主治合参·虫鱼部"、"荷叶饮"引自明人项鼎铉《呼桓日记》。

作为新安医人，程氏学术思想上受新安医家汪机、吴谦等的影响。如在瘰疬的病机病机上，汪机认为瘰疬发病病因之一是情志郁结而成毒、风、热，吴谦强调情志因素的重要性，程国彭认为瘰疬由肝火郁结而成，程让光则认

五三

为瘰疬发病与情志不遂有关，但其所属经脉也是瘰疬发病的一个重要因素，强调无痰不成瘰疬。本书"瘰疬"言此病："考究病因，总由怀抱抑郁，或因谋虑所伤，必使肝血先虚，以致胆失所养。其气郁而成痰，痰盛则气滞，气滞则血凝，血凝而为热毒……然此疮无痰不成，大法先用消痰，后补阴血，此正治也。"

　　现存版本仅有上海图书馆藏清代梅少庚抄录本，抄录时间不详。书中有眉批多处，或述读者治验，或言读者心得，或评撰者得失。书仅华亭叶祖一序，言程氏籍贯、著书原委及经过。

总 书 目

I

本　草